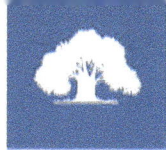

Méthode **ADAMSKI**

14 Jours pour **mincir et retrouver la forme** en régulant votre tube digestif

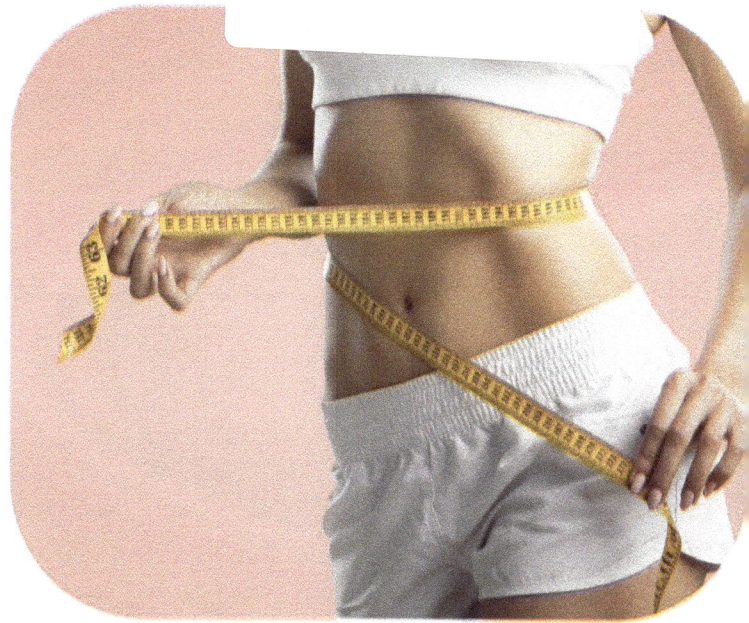

OBJECTIF VENTRE PLAT

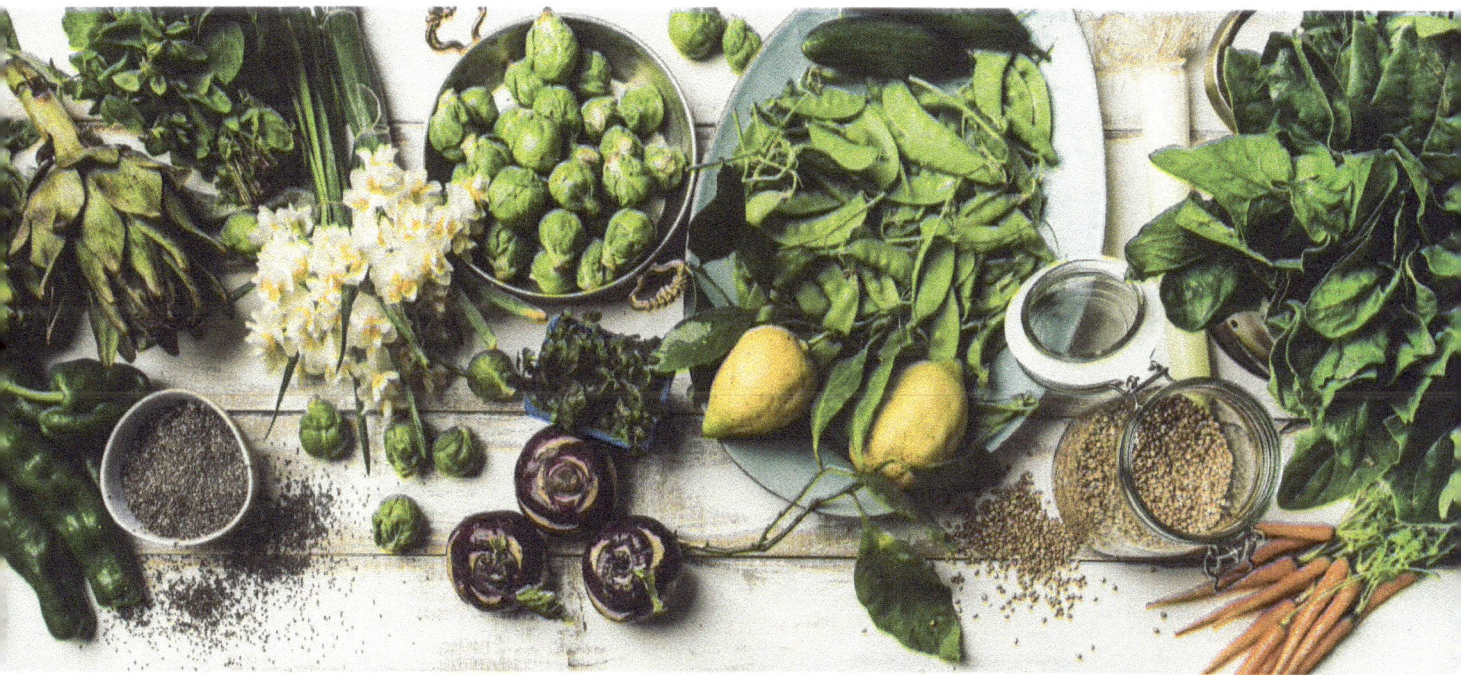

FRANK LAPORTE-ADAMSKI

Première publication en Grande-Bretagne par Springtime Books

978-1-915548-06-1

DIS-MOI COMMENT TU DIGÈRES, JE TE DIRAI COMMENT TU TE PORTES.

BIENVENU

Éviter les ballonnements et le ventre gonflé... la digestion est l'un des secrets pour retrouver la forme, le tonus et la ligne.

Depuis plus de 30 ans, je travaille sur ce réglage alimentaire qui permet de "décrasser" l'organisme et plus particulièrement le tube digestif en choisissant l'ordre d'introduction des aliments pour faciliter le transit. Moins "drastique" qu'un régime, ce réglage mise sur une meilleure élimination et non sur la limitation des apports. Une méthode que je conseille à tous mes clients pour obtenir des résultats rapides.

Aujourd'hui, vous avez choisi de devenir acteur de votre mieux-être en apprenant à réguler votre transit, votre système digestif vous en remerciera par une perte de centimètres visible!

Frank Laporte-Adamski

Avertissement: *La méthode Adamski est une méthode qui propose des menus personnalisés permettant d'améliorer le transit et de retrouver un confort intestinal en prenant soin du rythme de l'appareil digestif. Cependant, elle ne peut en aucun cas se substituer aux consultations d'un professionnel de santé.*

ADAMSKI

SOMMAIRE

ADAMSKI

SÉPARER LES ALIMENTS POUR FACILITER LE TRANSIT

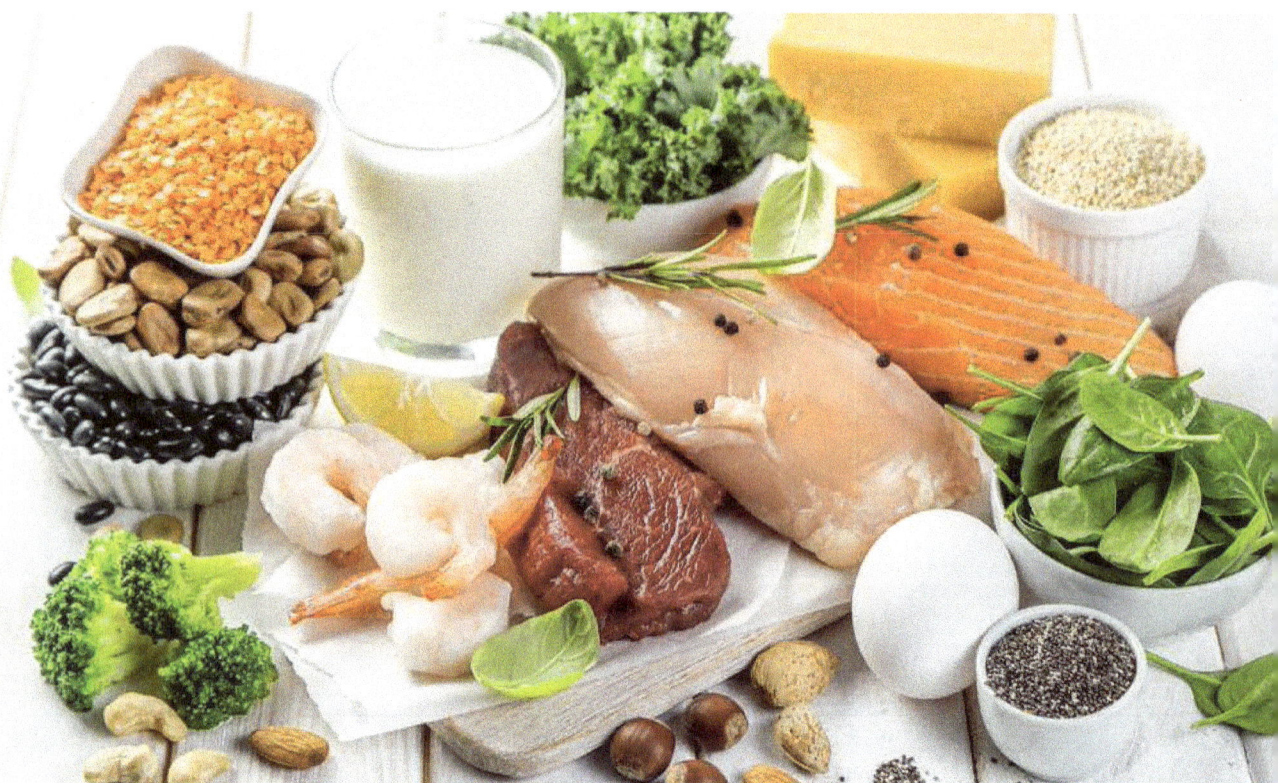

La méthode Adamski diffère de tout autre régime. Loin d'impliquer des privations et créer un déséquilibre, il s'agit d'un réglage alimentaire visant à réguler le tube digestif pour rétablir un bon transit, éliminer les toxines et empêcher l'organisme d'en stocker d'autres et perdre ainsi du volume.

Ré-harmoniser son alimentation en séparant les aliments permet d'apporter du repos au tube digestif et de participer à son bon fonctionnement. Un tube digestif en bonne santé assimile, élimine et corrige tous les écarts !

Ce réglage alimentaire se base sur la différenciation des aliments dits rapides ou lents - en fonction de leur vitesse de descente dans le tube digestif - et non sur la quantité ingérée.

Nul besoin d'analyser chaque aliment pour savoir quelle est la nature de sa molécule ou son nombre de calories, seules 2 catégories sont à mémoriser:

- **Aliments « rapides» (transit en 30 min - 1H00)**

  - Tomates, poivrons, piments, paprika, courge, potiron
  - Tous les fruits y compris melon, pastèque, orange, citron, banane, ananas
  - Fruits en compote
  - Fruits déshydratés
  - Fruits confits
  - Confitures de fruits
  - Jus de fruits
  - Yaourts
  - Miel
  - Sodas et boissons gazeuses
  - Thés vert et rouge (Roïbos)

- **Aliments « lents» (transit entre 4H00-5H00) :**

  - **Protéines animales** : viandes, poissons et autres produits de la mer, fromages, œufs, beurre

  - **Protéines végétales** : soja, lentilles, tofu, haricots, seitan, pois chiches, châtaignes

  - **Oléagineux :** pistaches, noisettes, noix, amandes, pignons de pin, noix du Brésil, noix de macadamia, noix de coco...

  - **Produits céréaliers :** pain, pâtes, pizza, riz, boulgour, semoule, épeautre, amarante, blé, sarrasin, millet...

  - **Laits végétaux** (céréales ou oléagineux): lait de riz, d'avoine, d'amande, de soja, de noix de coco...

  - **Légumes :** carotte, céleri, salade verte, poireaux, concombre, épinards, chou, brocolis, courgettes, champignons, rhubarbe, pommes de terre, patates douces, avocats, olives...

- **Sont considérés comme aliments neutres :**

  - Huile, vinaigre de vin, ail, herbes aromatiques, sel, poivre, moutarde, oignons, échalotes, câpres, aubergines, sucre de canne, sucre de noix de coco, café, thés noir et blanc, chocolat noir, lait animal, vin rouge, bière, réglisse.

_____

LA METHODE ADAMSKI

ADAMSKI

LES COMPLÉMENTS ALIMENTAIRES ASSOCIÉS À LA MÉTHODE ADAMSKI*

Développés exclusivement pour accompagner la méthode Adamski, les capsules LUBRILAX et le cataplasme SGONFIO sont deux compléments essentiels pour contribuer au confort digestif et vous aider dans votre quête d'amincissement. Associés à ce réglage alimentaire pour en amplifier ses bienfaits, LUBRILAX permet de faciliter le transit tandis que le cataplasme SGONFIO permet de remodeler et raffermir le corps.

CAPSULES LUBRILAX

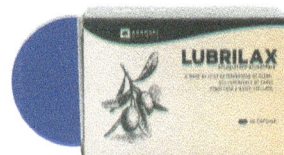

Lubrifiant 100% naturel, LUBRILAX est un complément alimentaire qui permet d'accélérer le transit intestinal. Ces capsules, composées à 90% d'huile d'olive vierge extra et 10% d'essences de fenouil, d'anis et de cumin, libèrent leurs actifs 10 minutes après ingestion, permettant ainsi de lubrifier le tube digestif jusqu'à l'estomac et faciliter la digestion. Allié idéal pour compenser un écart ou réguler une mauvaise combinaison entre aliments lents et rapides, LUBRILAX convient également aux vegans, végétariens et végétaliens, l'enveloppe de ces capsules étant réalisée à base de maïs.
Boîte de 30 capsules.
Posologie pour le programme de 14 jours : 1 capsule matin et soir.

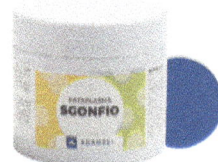

CATAPLASME SGONFIO

A la différence des soins et autres enveloppements d'algues à base d'eau thermale très salée qui visent à faire ressortir les toxines par la peau, le cataplasme SGONFIO agit très différemment pour détoxifier et raffermir les tissus.
Composé à base d'argile montmorillonite, d'actifs tels que le marron d'Inde, le fenouil, la mélisse, d'huile d'olive vierge extra, de jojoba et de Lauretana - une eau légère à faible taux de résidu sec – sa texture douce, onctueuse et délicate pénètre la peau pour atteindre le tube digestif et le nettoyer. Véritable « mangeur de toxines », ses actions drainantes et détoxifiantes permettent le désengorgement des tissus pour une peau lissée et raffermie. Ce cataplasme peut être appliqué sur tout le corps à l'exception du visage.
Pot de 150ml.
Posologie pour le programme de 14 jours: application du cataplasme SGONFIO sur le ventre - pendant 20 à 30 min minimum et 1h00 maximum - 3 fois par semaine.

Les capsules LUBRILAX et le cataplasme SGONFIO sont **en vente sur le site** www.adamski-method.net, dans la rubrique Boutique.

* En complément de ce réglage alimentaire, il est recommandé d'associer les techniques manuelles, notamment la technique de rééquilibrage de l'abdomen (T.R.A.©) qui permet de détacher le dépôt présent sur les parois et relâcher le tube digestif.

En optant pour cette nouvelle hygiène alimentaire et ses compléments associés, laissez-vous séduire par des résultats visibles dès le 3ème jour. Pour bénéficier pleinement des bienfaits de la méthode Adamski, vous trouverez ci-dessous quelques conseils et astuces pour retrouver un équilibre harmonieux entre le corps et l'esprit.

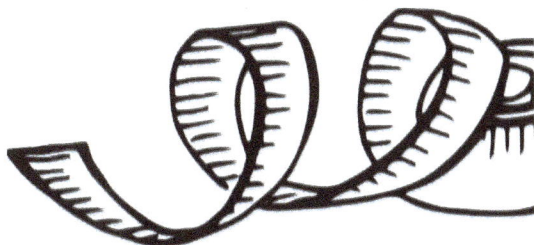

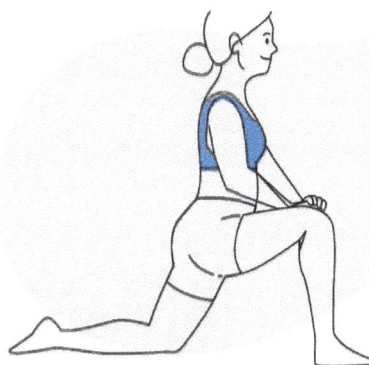

Prise de mesures

Avant de débuter, mesurez votre tour de taille (sur les côtés et sur les hanches) en position allongée. Reprendre ces mesures à mi-parcours (jour 7 & 10) et en fin de programme (jour 14), toujours à heure fixe - par exemple, au réveil après être passé aux toilettes.

Équilibre du corps

Pratiquez une activité physique (1h30 minimum) plusieurs fois par semaine.
La marche nordique est idéale pour l'amélioration du transit intestinal. Outre le massage du ventre grâce à l'usage des bâtons, sa pratique en plein air permet la détente de l'esprit.

Avant de sauter du lit, pensez à étirer votre dos avec vos bras et vos jambes comme le fait un chat.

Bien-être de l'esprit

Si prendre soin de son corps est capital, libérer son esprit l'est tout autant en purifiant son environnement domestique.

Pensez à bien aérer votre lieu d'habitation - au moins 10 min par jour - afin d'évacuer toutes les molécules polluantes des produits domestiques.

Brûlez du Palo Santo ou de la sauge blanche pour nettoyer les ondes négatives. Ces fumigations assainissent les lieux, objets ou personnes.

Allumez le bâtonnet de Palo Santo et rapprochez-le des personnes ou des objets que vous souhaitez purifier. Vous pouvez également laisser des feuilles de sauge blanche se consumer dans un cendrier comme le faisaient les amérindiens.

ADAMSKI

AUX TOILETTES

Assis sur le wc, penchez vous en avant pour toucher le sol avec la paume des deux mains en soufflant. Les mains doivent être placées entre les 2 pieds.
Cette posture aide à vider le côlon en effectuant une pression sur celui-ci mais ouvre également la zone sacro-lombaire et prévient des problèmes de dos.

APRÈS UN PASSAGE AUX TOILETTES

Libérez vos intestins en pratiquant quelques étirements:

- ## Fentes avant
Un pied en avant et un en arrière, séparés par une largeur de hanche. Penchez vous en avant afin que vos épaules soient à hauteur du genou et maintenez la position quelques secondes. Cet exercice permet d'étirer le méridien de l'estomac et le muscle psoas.

- ## S'asseoir sur les talons
Prenez la position agenouillée avec les fesses posées sur les talons. Pour ceux qui n'ont pas de problème de genoux, inclinez le torse vers l'arrière.
Puis, même posture avec les pieds croisés l'un sur l'autre jusqu'à entendre un léger craquement dans le pied. Inversez le croisement des pieds et répétez la posture. Cet exercice permet d'étirer le méridien de l'estomac et permet l'évacuation de l'air par la bouche pendant sa pratique.

- ## La planche
Allongé sur le ventre, en appui sur les coudes et les pieds joints tout en gardant les jambes tendues, maintenez la posture 2 min sans bouger.

- ## Massage du nombril
Allongé sur le dos, exercez une pression rythmique sur le nombril durant 1 min à l'aide des 3 doigts de chaque main. *
Cet exercice est expliqué dans le livre « I've decided to live 120 years : The Ancient Secret to Longevity, Vitality, and Life Transformation » d'Ilchi Lee.

- ## Respiration en 2 temps
1 - L'inspiration : ventre sorti, bascule du bassin en creusant les lombaires et de la nuque vers l'arrière, regard légèrement vers le haut.
2 - L'expiration: ventre rentré, dos plat en grandissant la colonne vertébrale, regard fixant l'horizon.

- ## Auto-massage du ventre
Massez l'abdomen dans le sens des aiguilles d'une montre.

- ## Douche écossaise bienfaisante
Prenez une douche chaude ou tiède en utilisant un gel douche bio ou naturel à base d'huiles essentielles puis terminez par de l'eau froide durant 15s, 30s... jusqu'à 1 min sans oublier le sexe et l'anus. Vous ressentirez alors une sensation de chaleur au niveau de l'abdomen qui indiquera une meilleure irrigation du système digestif et reproducteur.

ADAMSKI

ADAMSKI

PETIT DÉJEUNER

Le petit déjeuner se doit d'être un repas copieux pour tenir jusqu'au déjeuner et éviter les grignotages.

PETIT DÉJEUNER

PETIT DÉJEUNER

Chaque petit déjeuner doit s'accompagner de la prise des compléments alimentaires suivants* :

- 1 capsule de lubrifiant LUBRILAX
- 1 c.à.c de spiruline en poudre
- Zinc
- Silicium
- Ail noir frais

*sauf contre-indications

PETIT DÉJEUNER TRANSIT LENT (4H00 OU 5H00)

- **Crêpes à la farine de châtaigne et de pois chiche**

- **Jus ou extrait de légumes :**

  - Carotte-céleri-gingembre (sans citron)
  - Ou carotte-concombre-betterave
  - Ou betterave-fenouil-gingembre
  - Ou betterave-courgette-céleri.

- **Protéines animales ou végétales :** oeuf, blanc d'œuf, poisson (sardine, maquereau, saumon, anchois...), jambon, fromage de chèvre, tofu bio nature.

- **Oléagineux :** 1 poignée de noix, amandes, noisettes, graines de courge, chia, sésame.

- **Boissons :**

  - Café 100% arabica bio (sans robusta)*
  - Chicorée
  - Orge (avec ou sans lait)
  - Thé noir ou blanc (pas de thé vert)
  - Tisane sans fruit
  - Lait d'amande, de riz, de soja bio
  - Eau tiède au gingembre (sans citron) – transit neutre

* à éviter en cas de gastrite.

PETIT DÉJEUNER TRANSIT RAPIDE
(30 MINUTES)

- Yaourt nature ou kéfir au miel ou sucre roux ou sucre de noix de coco (sans confiture de fruits ni céréales y compris l'avoine).

- **Boissons :**

  - Café 100% arabica bio (sans robusta)*
  - Chicorée
  - Orge (avec ou sans lait)
  - Thé noir ou blanc (pas de thé vert)
  - Tisane sans fruit
  - Eau tiède au gingembre (sans citron) – transit neutre

* à éviter en cas de gastrite.

CRÊPES À LA FARINE DE CHÂTAIGNE ET DE POIS CHICHE (PETIT DÉJEUNER TRANSIT LENT)

IDÉES RECETTES

Ingrédients: 25 g de farine de châtaigne - 225 g de farine de pois chiche - 500 ml d'eau (Lauretana ou eau à taux de résidu sec inférieur à 40 mg) - huile de coco.

- Dans un saladier, mélangez les farines de châtaigne, de pois chiche et l'eau. La pâte doit être assez fluide.

- Laissez reposer 10 min.

- Faites cuire les crêpes à feu très doux dans une poêle à crêpes légèrement huilée d'huile de coco.

PETIT DÉJEUNER

VERTUS ET BIENFAITS DES ALIMENTS

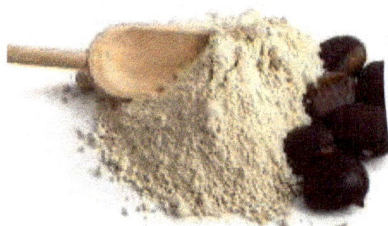

La farine de châtaigne: véritable pépite nutritionnelle, la farine de châtaigne est obtenue par le broyage de châtaignes séchées. Riche en fibres, protéines et vitamines, ses bienfaits pour l'organisme sont nombreux. Elle est utile aux bactéries de la flore intestinale, protège du surplus de mauvais cholestérol, draine le système veino-lymphatique et participe au traitement de l'insuffisance veineuse ainsi qu'à la réduction de la cellulite.

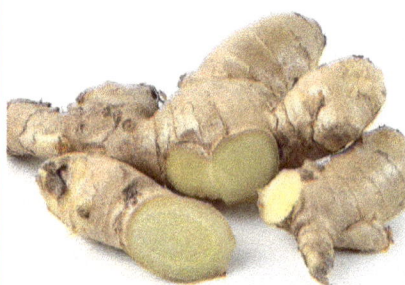

Le gingembre est un excellent rhizome pour la santé. Antioxydant naturel, il possède des vertus anti-inflammatoires puissantes, favorise la digestion et préserve des maladies cardiovasculaires.

ADAMSKI

GOÛTER

Repas important et obligatoire, le goûter à deux actions majeures. Il agit comme un laxatif naturel qui accélère le transit intestinal tout en éliminant le dépôt sur les parois du tube digestif mais également comme un diurétique en stimulant la circulation veineuse et lymphatique.

LES COMPLÉMENTS ALIMENTAIRES
À ASSOCIER AU GOÛTER

GOÛTER

GOÛTER

- Vitamines C naturelles de type acérola
- Cynorrhodon
- Magnésium
- Thé vert

COLLATIONS TRANSIT RAPIDE
(30 MINUTES)

A consommer obligatoirement au moins 4 ou 5 heures après le repas lent du petit déjeuner ou du déjeuner et/ou à la place du dîner.

- **Fruits frais, cuits ou déshydratés** (3 ou 4 fruits différents minimum).
- **Boissons :**
  - Jus de citron
  - Jus d'orange-pamplemousse

JUS DE TOMATES ASSAISONNÉ DE TABASCO, CITRON ET SAUCE WORCESTERSHIRE

Ingrédients: Jus de tomates bio - 2 gouttes de Tabasco - ½ citron pressé - 1 c.à.c de sauce Worcestershire - 1 c.à.s d'huile d'olive vierge extra.

- Mélangez tous les ingrédients, remuez et savourez!

CRÈME VIRGIN MARY

Ingrédients: 150 g de purée de dattes - ½ citron pressé - 1 c.à.s de yaourt entier - Tabasco ou sauce pimentée à votre convenance - sel de l'Himalaya.

- Mixez tous les ingrédients, agrémentez de persil ou de menthe (pas de céleri) et servez frais à l'apéritif.

LASSI SUCRÉ

Ingrédients: 450 à 500 g de yaourt entier - 250 à 300 ml d'eau - 1 mangue mûre - ½ c.à.c de cardamome en poudre - 1 pincée de cannelle - 1 c.à.s de cassonade.

- Pelez la mangue et coupez-la en petits morceaux en prenant soin d'enlever son noyau.

- Mixez tous les ingrédients.

- Ajustez la quantité d'eau en fonction de la consistance choisie en gardant à l'esprit qu'il s'agit d'une boisson et non d'un smoothie.

- Servir agrémenté d'une pincée de cannelle.

LASSI SALÉ

Ingrédients: 450 à 500 g de yaourt entier - 250 à 300 ml d'eau - ½ c.à.c de cumin - ½ c.à.c d'anis étoilé - 20 feuilles de menthe fraîche - sel de l'Himalaya.

- Mixez tous les ingrédients.

- Ajustez la quantité d'eau en fonction de la consistance choisie en gardant à l'esprit qu'il s'agit d'une boisson et non d'un smoothie.

- Servez agrémenté de feuilles de menthe fraîche.

SALADE DE FRUITS FRAIS OU DÉSHYDRATÉS

Ingrédients: 4 fruits différents - 1 citron pressé - raisins secs

- Epluchez les fruits choisis, de préférence de saison.

- Ajoutez le jus de citron et les raisins secs.

- Mélangez et servez frais.

FRAGOLOSITÉ

Ingrédients: 300 g de fraises - 200 g de sucre de noix de coco - 1 citron - 1 orange - 2 verres d'eau

- Lavez les fraises et faites-les macérer dans le jus d'orange et de citron environ 30 min.

- Dans une casserole, faites bouillir l'eau avec le sucre durant 3 min en remuant avec une cuillère en bois.

- Laissez refroidir le sirop afin de le mélanger aux fraises et au jus d'orange et de citron.

- Passez au tamis avant de mettre la préparation au congélateur.

FIGUES AU CITRON (2 PERSONNES)

Ingrédients: 1 citron bio pressé - 3 à 4 figues mûres.

- Epluchez et coupez les figues en deux.

- Disposez une couche de figues dans un récipient en verre puis recouvrez de jus de citron.

- Répétez l'opération jusqu'à remplir le récipient.

- Conservez-les 2 heures à température ambiante afin d'obtenir une légère fermentation du sucre associé au citron puis, les placer au réfrigérateur pendant 1 heure.

IDÉES RECETTES SUCRÉES

GOÛTER

PURÉE DE POMMES
(4 PERSONNES)

Ingrédients: 4 pommes reinettes - 2 clous de girofle - 1 c.à.c de sucre de noix de coco - ½ citron pressé - zeste râpé d'un citron.

- Tranchez les pommes et les faire cuire avec les clous de girofle, le sucre de noix de coco, le jus et le zeste de citron.

- Mixez jusqu'à obtenir la consistance d'une purée.

- Servir très chaud.

POIRES
(4 PERSONNES)

Ingrédients: 2 poires - 1 tasse de menthe fraîche - ¼ de tasse de jus de citron - ½ tasse de sucre de noix de coco.

- Pelez les poires et coupez-les en deux.

- Mettez les poires, la menthe, le jus de citron et le sucre dans une casserole et faites cuire à feu moyen jusqu'à ce que les poires soient tendres.

- Egouttez complètement les poires et remettre le jus avec la menthe sur le feu jusqu'à l'obtention d'un sirop épais.

- Enlevez la menthe et remettre les poires dans le sirop.

- Poursuivez la cuisson une dizaine de minutes.

AUBERGINES AU YAOURT
(4 PERSONNES)

Ingrédients: 800 g d'aubergines - 500 à 600 g de poivrons - 1 gousse d'ail - 3 c.à.s de persil haché - ½ c.à.c de cumin - 1 pincée de paprika - 150 g de yaourt entier - 4 c.à.s d'huile d'olive extra vierge - sel - poivre. (4 personnes)

- Pelez les aubergines et coupez-les en dés.

- Lavez les poivrons puis les épépiner et les couper en dés.

- Faites revenir l'ail haché dans l'huile d'olive puis ajoutez le cumin.

- Ajoutez les aubergines et les poivrons coupés en dés et laissez mijoter.

- Versez le yaourt sur les légumes.

- Saupoudrez de persil haché, salez, poivrez.

- Couvrez et laissez cuire 30 minutes à feu très doux.

- Ajoutez une pincée de paprika.

- Servez les aubergines chaudes.

POTIRON À LA CONFITURE
DE FIGUES (2 PERSONNES)

Ingrédients: ½ potiron et 1 c.à.c de confiture de figues.

- Coupez le potiron en morceaux.

- Faites-le cuire à la vapeur durant 20 min.

- Servez-le accompagné d'une confiture de figues.

PEPERONATA
(2/3 PERSONNES)

Ingrédients: 1 kg de poivrons - 2 oignons rouges - 6 tomates concassées - 2 gousses d'ail - huile d'olive vierge extra - sel - poivre.

- Lavez les poivrons puis épépinez-les en prenant soin d'enlever les tiges blanches qui retiennent les pépins.

- Dans une grande poêle, faites chauffer l'huile d'olive et y ajouter l'ail écrasé et les oignons rouges hachés.

- Ajoutez les poivrons et les tomates concassées.

- Faites cuire à feu moyen en remuant puis à feu doux jusqu'à ce que les légumes soient cuits et bien mélangés.

- Salez et poivrez.

- Servez froid ou chaud selon vos envies.

Vous pouvez également ajouter des piments rouges pour une peperonata classique plus épicée ou l'agrémenter de basilic haché.

SAUCE AU YAOURT

Ingrédients: 400 g de purée de tomates - ½ pot de yaourt entier - 1 gousse d'ail - 1 tomate - basilic frais - huile d'olive vierge extra - sel.

- Mixez la purée de tomates et le yaourt avec un filet d'huile d'olive.

- Salez.

- Agrémentez d'une julienne composée d'une tomate fraîche finement coupée en dés et de basilic haché.

SAUCE TOMATES ET POIVRONS ROUGES

Ingrédients: 400 g de purée de tomates - 1 poivron rouge - 2 tomates - 1 oignon - huile d'olive vierge extra - sel - poivre - marjolaine ciselée ou menthe fraîche ou basilic.

- Faites mijoter l'oignon haché, le poivron et les tomates coupées en dés dans un filet d'huile d'olive.

- Au bout de 5 min, ajoutez la purée de tomates.

- Salez, poivrez et laissez cuire 15 min.

- Servir la sauce agrémentée de marjolaine, de menthe fraîche ou de basilic ciselé.

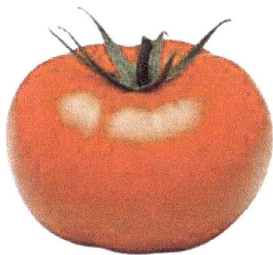

La tomate: particulièrement riche en vitamine C et en lycopène, la tomate présente des effets antioxydants et laxatifs, ce qui fait d'elle un allié santé à consommer sans modération. Le lycopène protège les cellules des attaques radiculaires, jouant ainsi un rôle majeur dans la prévention de nombreux cancers et maladies cardiovasculaires tandis que les vitamines C contribuent à une meilleure assimilation du fer et du calcium. Constituée à 94% d'eau et riche en fibres, la tomate participe également à l'hydratation de l'organisme, à l'élimination des toxines et aide à l'assimilation des repas.

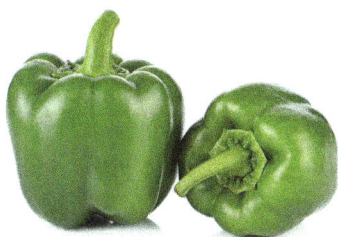

Le poivron: peu calorique mais riche en vitamines C, en fibres et en antioxydants, le poivron stimule le transit intestinal, lutte contre les radicaux libres et limite aussi les maladies cardiovasculaires et l'amas du mauvais cholestérol dans les artères.

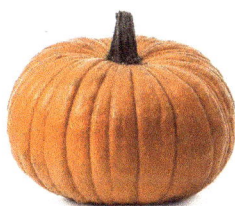

Le potiron possède des vertus digestives et renforce les défenses immunitaires de l'organisme. Doté d'une chair onctueuse de couleur orange, il se consomme souvent broyé ou écrasé, favorisant ainsi l'absorption des nutriments grâce à l'action de ses fibres tout en préservant le transit intestinal. De plus, sa richesse en provitamine A stimule le système immunitaire et sa consommation régulière diminue le risque d'apparition de maladies comme certains cancers.

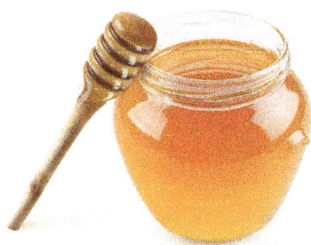

Le miel: Nectar aux propriétés thérapeuthiques multiples reconnues depuis des millénaires, le miel est un soin antiseptique efficace dans le processus de guérison des infections par ses actions calmantes et apaisantes et possède un fort pouvoir cicatrisant sur les tissus du corps humain. Contenant de nombreux enzymes, il facilite également l'assimilation des aliments et le transit intestinal lors de la digestion.

ADAMSKI

Les bases de la méthode Adamski visant à
faciliter le transit et dégonfler le ventre viennent
d'être évoquées dans les pages précédentes, il
est désormais temps de se lancer!

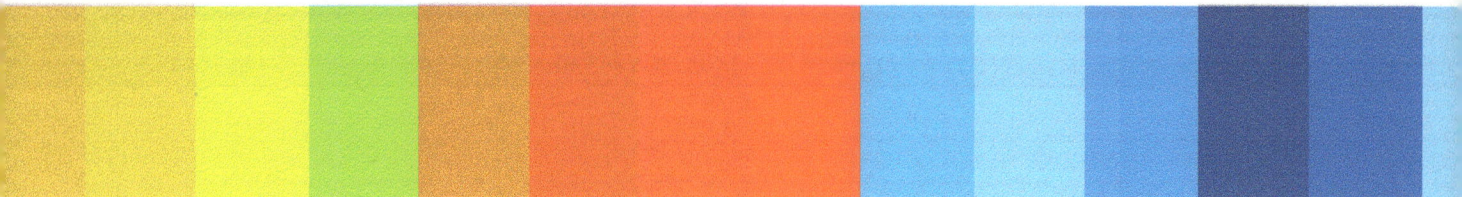

ADAMSKI

JOUR 01

Se référer au chapitre concerné pour les idées recettes.

Compléments alimentaires* à prendre au petit déjeuner :

- 1 capsule de lubrifiant LUBRILAX
- 1 c.à.c de spiruline en poudre
- Zinc
- Silicium
- Ail noir frais

*sauf contre-indications

01 Salade trévise à l'oignon et au fenouil

02 Loup de mer/ bar ou daurade au four avec pommes de terre

03 Lauretana ou toute autre eau avec un taux de résidu sec inférieur à 40 mg

_____

Se référer au chapitre concerné pour les idées recettes.

RAPPEL

Compléments alimentaires à prendre au goûter :

- Vitamines C naturelles de type acérola
- Cynorrhodon
- Magnésium
- Thé vert

DÎNER

01 Petits pois au lard et à l'oignon

02 Lauretana ou toute autre eau avec un taux de résidu sec inférieur à 40 mg

03 1 capsule de lubrifiant LUBRILAX

_____

MENU

SALADE TRÉVISE
(2/3 PERSONNES)

Ingrédients: 1 salade Trévise - 1 oignon - 1 fenouil - persil - poivre - vinaigre - huile d'olive vierge extra.

- Lavez puis essorez la salade.
- Disposez-la dans un saladier.
- Ajoutez l'oignon et le fenouil émincés.
- Préparez la sauce vinaigrette agrémentée de persil frais haché.
- Versez la sauce vinaigrette sur la salade au moment de servir.

PETITS POIS AU LARD ET À L'OIGNON (2/3 PERSONNES)

Ingrédients: 500 g de petits pois frais ou surgelés - 150 g de lardons maigres - 1 petit oignon - 1 c.à.s d'huile d'olive vierge extra.

- Epluchez l'oignon puis coupez-le en deux.
- Faites cuire l'oignon et les lardons maigres dans l'huile d'olive vierge extra 10 minutes à 70°C.
- Ajoutez les petits pois.
- Faites cuire 10 min supplémentaires.
- Servez chaud.

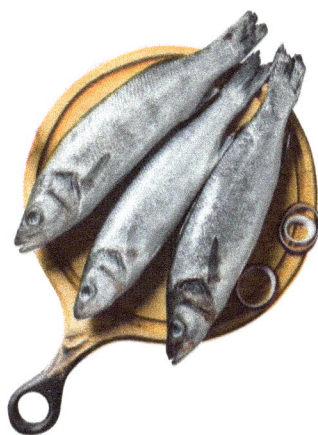

Le bar ou loup de mer est un poisson riche en protéines et en acides gras polyinsaturés (appelés « Oméga 3 ») qui réduisent le « mauvais » cholestérol (LDL-Cholestérol) et favorisent le « bon » cholestérol (HDL-Cholestérol). Les Omégas 3 protègent le cœur et les artères assurant ainsi une bonne circulation sanguine et lymphatique. De plus, sa faible teneur en lipides fait de lui un poisson particulièrement digeste.

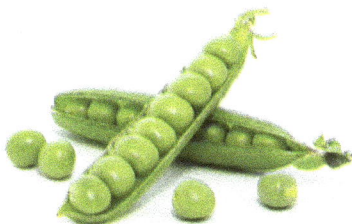

Les petits pois sont un aliment de choix pour la perte de poids. Savoureux, ils donnent rapidement un sentiment de satiété. De par leur composition riche en glucides, fibres et protéines, ils fournissent une énergie progressivement utilisée par l'organisme.

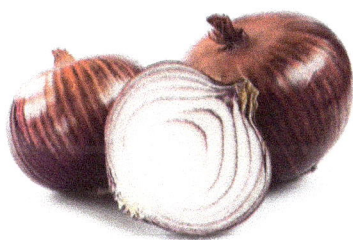

L'oignon contient une substance diurétique et des fibres douces (le mucilage et la pectine) qui facilitent le transit intestinal et en font un excellent laxatif naturel. Consommé cru, il active la sécrétion de sucs gastriques et participe au rééquilibrage de la flore intestinale. S'il contient des glucides, son indice glycémique est faible. Abritant des composés soufrés qui limitent la sécrétion d'insuline, son action hypoglycémiante diminue l'absorption des sucres dans le sang et prévient de certaines complications liées au diabète.

ADAMSKI

JOUR 02

MENU

Se référer au chapitre concerné pour les idées recettes.

RAPPEL

Compléments alimentaires* à prendre au petit déjeuner :

- 1 capsule de lubrifiant LUBRILAX
- 1 c.à.c de spiruline en poudre
- Zinc
- Silicium
- Ail noir frais

sauf contre-indications

DÉJEUNER

01 Gnocchis à la crème de poireaux et radicchio

02 Carpaccio de boeuf

03 Chou-fleur et légumes

04 Lauretana ou toute autre eau avec un taux de résidu sec inférieur à 40 mg

MENU

Se référer au chapitre concerné pour les idées recettes.

RAPPEL

Compléments alimentaires* à prendre au goûter:

- Vitamines C naturelles de type acérola
- Cynorrhodon
- Magnésium
- Thé vert

DÎNER

01 Soupes de légumes diverses

02 Fromage de chèvre frais à la confiture d'oignons rouges

03 Lauretana ou toute autre eau avec un taux de résidu sec inférieur à 40 mg

04 1 capsule de lubrifiant LUBRILAX

GNOCCHIS À LA CRÈME DE POIREAUX ET RADICCHIO
(2 PERSONNES)

Ingrédients: 2 poireaux - 1 radicchio - 200 g de gnocchis - huile d'olive vierge extra.

- Lavez puis émincez les poireaux et le radicchio.

- Faites-les réduire à feu très doux.

- Faites cuire les gnocchis dans de l'eau bouillante pendant 2 minutes puis les faire revenir à la poêle avec un peu d'huile d'olive vierge extra.

- Servez les gnocchis accompagnés de la fondue de poireaux et de radicchio.

CARPACCIO DE BOEUF
(2 PERSONNES)

Ingrédients: 200 g de bœuf coupé en fines tranches - coriandre - ciboulette ou roquette - huile d'olive vierge extra.

- Etalez les fines tranches de boeuf sur un plat.

- Versez l'huile d'olive sur la viande.

- Ajoutez la coriandre ciselée.

- Laissez mariner au moins 2 heures.

- Au moment de servir, ajoutez de la ciboulette finement ciselée ou des feuilles de roquette.

CONFITURE D'OIGNONS ROUGES (2 PERSONNES)

Ingrédients: 1 oignon rouge - cassonade ou sucre de noix de coco - 2 clous de girofle - vinaigre de cidre (facultatif).

- Émincez finement l'oignon.

- Dans une casserole, recouvrez l'oignon de sucre et y ajouter les clous de girofle.

- Si vous souhaitez apporter une note aigre-douce, ajoutez un peu de vinaigre de cidre.

- Dès ébullition, baissez le feu et laissez mijoter en remuant de temps en temps jusqu'à ce que la préparation soit caramélisée.

- A consommer immédiatement ou à conserver dans des bocaux stérilisés.

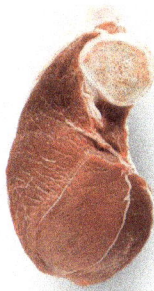

Les protéines de bœuf: proches de celles du corps humain, les protéines de bœuf regorgent, entre autres, d'acides aminés essentiels. Les substances protéiques sont utilisées pour compenser les pertes produites quotidiennement dans le corps. L'usure protéique augmente en cas de travail pénible, d'activité sportive ou de convalescence suite à une maladie.

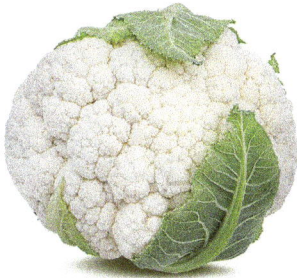

Le chou-fleur est doté de nombreuses vertus thérapeuthiques et nutritionnelles. Composé à 85% d'eau, il apporte de nombreuses vitamines et minéraux comme le calcium, le magnésium et le potassium et d'autres nutriments essentiels à l'organisme comme le fer. S'il est bon pour le cœur ou le système immunitaire, il est aussi bénéfique au tube digestif. Riche en fibres, le chou-fleur régule le transit et aide à la progression du bol alimentaire. C'est aussi un excellent anti-inflammatoire qui peut réduire les symptômes de l'arthrite, lutter contre l'inflammation des voies respiratoires ou encore la gastrite. Consommé cru, il est plus digeste et ses actions sont plus efficaces.

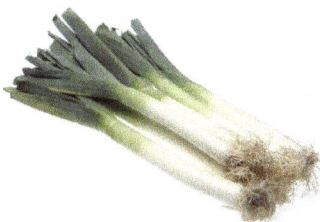

Le poireau est un légume aux atouts nutritionnels intéressants pour la santé. Doté de propriétés toniques et diurétiques dues à son apport en eau, il contient également du fer, des vitamines A, B9, C et E qui luttent contre le vieillissement cutané et participe à l'élasticité des os et de la peau. Sa consommation régulière apporte d'autres bienfaits comme le renforcement du système immunitaire, l'hydratation de la peau, la prévention de la cellulite ou encore la diminution du taux du mauvais cholestérol.

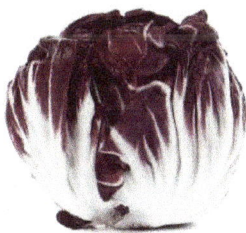

Le radicchio (ou la trévise): A consommer aussi bien cru que cuit, le radicchio est un légume à feuilles rouges originaire d'Italie. Avec seulement 13 calories pour 100 g, c'est un aliment à privilégier pour un régime hypocalorique. Riche en vitamine K, qui contribue à augmenter la densité minérale osseuse et permet également au corps de mieux absorber le fer et le calcium, la consommation de radicchio favorise le métabolisme osseux et contribue à une pression artérielle saine.

ADAMSKI

JOURS
03

Se référer au chapitre concerné pour les idées recettes.

RAPPEL

Compléments alimentaires* à prendre au petit déjeuner :

- 1 capsule de lubrifiant LUBRILAX
- 1 c.à.c de spiruline en poudre
- Zinc
- Silicium
- Ail noir frais

sauf contre-indications

DÉJEUNER

01 Pizza sans sauce tomate

02 Crème caramel ou Panna cotta

03 Lauretana ou toute autre eau avec un taux de résidu sec inférieur à 40 mg

* voir JOUR 11 pour la recette.

MENU

MENU

RAPPEL

Se référer au chapitre concerné pour les idées recettes.

Compléments alimentaires* à prendre au goûter:

- Vitamines C naturelles de type acérola
- Cynorrhodon
- Magnésium
- Thé vert

DÎNER

01	Roulés d'aubergines aux herbes
02	Lauretana ou toute autre eau avec un taux de résidu sec inférieur à 40 mg
03	1 capsule de lubrifiant LUBRILAX
04	1 verre de vin rouge biodynamique

PIZZA SANS SAUCE TOMATE
(POUR 1 PIZZA RONDE CLASSIQUE)

Une recette savoureuse qui trompe aussi bien l'œil que le palais!

Ingrédients: 1 pâte à pizza blanche (au levain naturel) - 1 ou 2 navets rouges - 150 g de mozzarella (ou tofu bio) - 4 carottes - 1/2 oignon - huile d'olive vierge extra - basilic - sel de l'Himalaya.

- Lavez puis pelez les navets et les carottes.

- Epluchez un demi-oignon.

- Dans une casserole remplie d'un peu d'eau et de gros sel, mettre à bouillir les carottes, les navets et un ½ oignon jusqu'à ce qu'ils soient tendres.

- Retirez du feu et mixez-les à l'aide d'un mixeur plongeant jusqu'à obtention de la consistance et de la couleur d'une pulpe de tomates.

- Laissez refroidir puis tapissez le fond de pizza.

- Ajoutez la mozzarella (ou tofu bio) coupée en dés.

- Agrémentez de basilic frais et arrosez d'un filet d'huile d'olive.

- Cuire au four à 200°C jusqu'à ce que la mozzarella soit fondue.

ROULÉS D'AUBERGINES AUX HERBES
(2/3 PERSONNES)

Ingrédients: 2 kg d'aubergines longues noires - 50 à 60 g de parmesan ou pecorino râpé - 1 gousse d'ail - pignons de pin - feuilles de menthe fraîche - persil frais - verveine ou citronnelle ou autres herbes aux parfums d'agrumes - huile d'olive vierge extra - chapelure.

- Enlevez le pédoncule et lavez les aubergines.

- Coupez-les en tranches d'1/2 cm dans le sens de la longueur.

- Faites-les dorer à la poêle jusqu'à ce que les tranches d'aubergine soient suffisamment tendres pour être roulées.

- Préparez la garniture en mélangeant dans un bol : la chapelure, le sel, le parmesan ou pecorino, le persil, les herbes de votre choix, l'ail haché et les pignons de pin et y ajouter l'huile d'olive.

- Mélangez le tout.

- Placez les tranches d'aubergine sur une plaque recouverte d'une feuille de papier sulfurisé.

- Salez-les puis étalez la garniture.

- Roulez-les tranches que vous fermerez à l'aide d'un cure-dent.

- Badigeonnez les rouleaux avec la préparation restante puis arroser d'un filet d'huile d'olive.

- Passez au four à 180°C pour terminer la cuisson des aubergines si nécessaire et jusqu'à ce que la chapelure soit dorée.

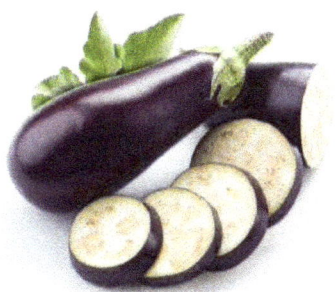

L'aubergine est un légume qui cache sous sa peau violette beaucoup d'antioxydants et des composés efficaces dans la réduction de la glycémie et du cholestérol.
Pauvre en calories, elle est riche en eau et en fibres et concentrée en minéraux et vitamines.

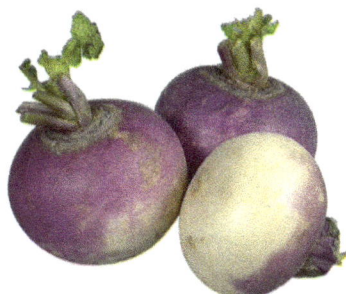

Le navet: Faible en calories mais riche en bienfaits, le navet est une source importante de fibres et de minéraux tels que le potassium. Le potassium est un minéral qui permet de limiter les risques de maladies cardiovasculaires.

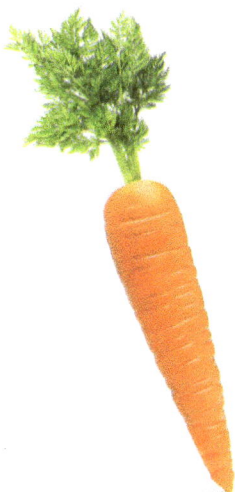

La carotte: Cuites ou crues, les carottes sont connues et reconnues pour être bonnes pour la santé. Riche en bêta carotène, la carotte permet de lutter contre un certain nombre de problèmes cutanés et contribue à garder une peau saine. Mais c'est aussi un allié de taille pour le foie. Crues, les carottes apportent des enzymes qui permettent de prendre soin du système digestif. Les vitamines A, B, C et E ainsi que les minéraux veillent à son bon fonctionnement.

ADAMSKI

JOUR 04

PETIT DÉJEUNER

Se référer au chapitre concerné pour les idées recettes.

RAPPEL

Compléments alimentaires* à prendre au petit déjeuner :

- 1 capsule de lubrifiant LUBRILAX
- 1 c.à.c de spiruline en poudre
- Zinc
- Silicium
- Ail noir frais

sauf contre-indications

DÉJEUNER

01 Lasagne sans tomate !

02 Lauretana ou toute autre eau avec un taux de résidu sec inférieur à 40 mg

03 1 verre de vin rouge bio biodynamique

MENU

JOUR 04

MENU

Se référer au chapitre concerné pour les idées recettes.

RAPPEL

Compléments alimentaires* à prendre au goûter:

- Vitamines C naturelles de type acérola
- Cynorrhodon
- Magnésium
- Thé vert

DÎNER

01 Aubergines alla parmigiana

02 Ananas et bananes poêlés

03 Lauretana ou toute autre eau avec un taux de résidu sec inférieur à 40 mg

04 1 capsule de lubrifiant LUBRILAX

LASAGNES SANS TOMATE!
(2/3 PERSONNES)

Ingrédients: 500 g de feuilles de lasagne - 1 kg de carottes - 1 oignon moyen jaune ou blanc - 50 cl de sauce béchamel en brique - 15 tranches de fromage à faire fondre - 300 g de Mozzarella - 100 g de parmesan râpé - 100 g de beurre.

- Préchauffez votre four à 180°C.

- Lavez les carottes à l'eau en les frottant avec une brosse puis coupez-les en tronçons.

- Mettez-les dans une casserole avec l'oignon.

- Ajoutez une poignée de gros sel et couvrir d'eau.

- Dès que les carottes et l'oignon sont tendres, mixez-les au mixeur plongeant jusqu'à obtention d'une purée.

- Ajoutez-y la sauce béchamel en brique.

- Dans un plat allant au four et précédemment beurré, alternez les feuilles de lasagne, les tranches de fromage à faire fondre, la sauce carottes/béchamel et la mozzarella.

- Renouvelez l'opération.

- Terminez par une couche de feuilles de lasagne, de sauce et parsemez généreusement de parmesan râpé.

- Cuire au four à 180°C pendant au moins 20 mn (selon les feuilles de lasagne choisies) et jusqu'à ce que le fromage soit fondu et doré en surface.

AUBERGINES ALLA PARMIGIANA - RECETTE RAPIDE
(2 PERSONNES)

Ingrédients: 1 ou 2 aubergines - 150 g de tomates séchées - feuilles de menthe fraîche - basilic - origan - 1 gousse d'ail - huile d'olive vierge extra - sel de l'Himalaya.

- Lavez et coupez les aubergines en tranches ou en lanières.

- Si nécessaire, faites dégorger les aubergines au sel pour éviter leur amertume. Saupoudrez les tranches de sel et laissez reposer au moin 30 min. Rincez-les à l'eau claire pour les dessaler et les éponger soigneusement avant de les cuisiner. Cette astuce permet également à l'aubergine d'absorber moins de graisse à sa cuisson.

- Faites-les griller à la poêle avec un peu d'huile d'olive ou les passez au four pour une cuisson moins grasse.

- Une fois cuites, disposez les tranches d'aubergine dans un plat allant au four puis recouvrez d'une couche de tomates séchées et d'une couche d'herbes et ail agrémentée d'un peu d'huile d'olive.

- Cuire au four à 180°C durant 20 min environ.

ANANAS ET BANANES PÔELÉS
(2 PERSONNES)

Ingrédients: ananas - bananes - huile de noix de coco.

- Epluchez puis coupez l'ananas et les bananes en tranches.

- Dans une poêle chaude avec un peu d'huile de noix de coco, faites-les rôtir.

JOUR 04

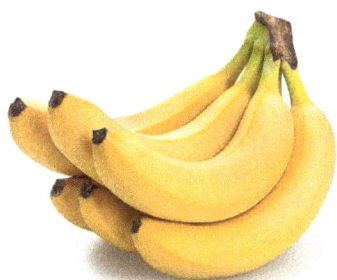

La banane: Avec sa teneur en glucides, la banane est un fruit qui apporte de l'énergie et des vitamines intéressantes. De plus, grâce au magnésium et au potassium qu'elle contient, elle est efficace pour réduire les crampes, pour favoriser la récupération musculaire et limiter la fatigue.

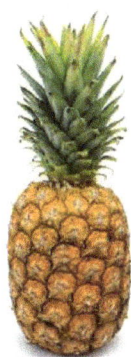

L'ananas : Si l'ananas soulage les douleurs articulaires et traite les oedèmes et les escarres, il facilite également la digestion et le transit. Fruit dépuratif et détoxifiant par excellence, l'ananas contient de nombreuses vitamines et minéraux, mais c'est surtout à la broméline, à qui il doit la plupart de ses vertus.

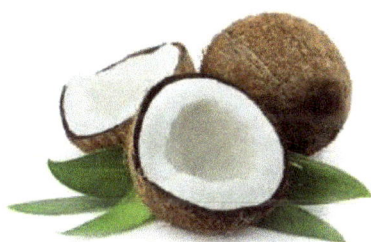

L'huile de coco: Véritable élixir santé-beauté, l'huile de coco est une huile végétale aux mille et une vertus qui s'utilise aussi bien en cuisine qu'en cosmétiques. Dotée de propriétés anti-bactériennes et anti-infectieuses, c'est un puissant antioxydant grâce aux vitamines A et E qu'elle contient et aux acides gras saturés qu'elle renferme. Anti-cholestérol, l'huile de coco protège les artères et renforce le système immunitaire.

ADAMSKI

JOUR 05

MENU

Se référer au chapitre concerné pour les idées recettes.

RAPPEL

Compléments alimentaires* à prendre au petit déjeuner :

- 1 capsule de lubrifiant LUBRILAX
- 1 c.à.c de spiruline en poudre
- Zinc
- Silicium
- Ail noir frais

sauf contre-indications

DÉJEUNER

01 Crudités au choix (endives, carottes, navets, chicorée, salade verte, oignon, fenouil) assaisonnées d'huile d'olive vierge extra, vinaigre de vin, sel marin intégral (non raffiné) et sauce soja.

02 Pâtes bio avec sauce à l'oignon et aux légumes

03 Lauretana ou toute autre eau avec un taux de résidu sec inférieur à 40 mg

MENU

GOÛTER

Se référer au chapitre concerné pour les idées recettes.

RAPPEL

Compléments alimentaires* à prendre au goûter:

- Vitamines C naturelles de type acérola
- Cynorrhodon
- Magnésium
- Thé vert

DÎNER

01 Viande blanche ou poisson grillé, bouilli ou cuit au four assaisonné d'ail, persil, romarin, menthe, sauge, laurier, d' huile d'olive vierge extra et de sel marin intégral (non raffiné).

02 Épinards sautés à la poêle avec de l'huile d'olive vierge extra (sans citron).

03 Lauretana ou toute autre eau avec un taux de résidu sec inférieur à 40 mg

04 1 capsule de lubrifiant LUBRILAX

JOUR 05

SAUCE À L'OIGNON ET AUX LÉGUMES

Ingrédients: 1 oignon - 1 courgette - ½ radicchio - 200 g de petits pois - 2 champignons - 1 tête de brocoli - 4 feuilles d'épinards - huile d'olive vierge extra.

● Faites revenir l'oignon et les légumes dans de l'huile d'olive.

● Laissez réduire puis mixer le tout.

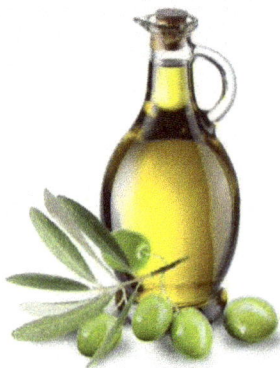

Huile d'olive vierge extra: Nombreux sont les bienfaits de cet or liquide pour la santé et sa consommation régulière permet de prévenir de nombreuses maladies. Riche en oméga 9 et en antioxydants, elle régule le taux de "mauvais" cholestérol et a un effet bénéfique sur la santé cardiovasculaire. Elle réduit le risque d'infarctus du myocarde, d'AVC, de diabète de type 2 et d'autres maladies coronariennes.

Contenant naturellement de l'oléine qui permet de lubrifier l'appareil digestif, l'huile d'olive vierge extra est également efficace pour améliorer le transit intestinal.

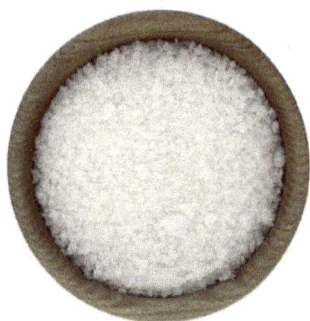

Sel marin intégral: A la différence du sel raffiné (blanc et dépourvu de sels minéraux) responsable de nombreux problèmes sanitaires comme l'hypertension artérielle, la rétention d'eau et le risque de surpoids, le sel marin intégral (gris et non-raffiné) est indispensable à notre équilibre s'il est consommé raisonnablement. Pourvu de chlorure de sodium, de magnésium et riche en oligo-éléments, le sel contribue à la reminéralisation du corps et aide à prévenir les problèmes liés à la thyroïde. L'iode sert à bien faire fonctionner la thyroïde qui produit des hormones intervenant dans le bon fonctionnement de tous les organes, notamment le cerveau, le cœur, les muscles et le tube digestif. De par sa forte teneur en magnésium, le sel marin intégral permet également d'éviter les spasmes musculaires et facilite la fabrication de protéines par le corps.

JOUR 06

MENU

Se référer au chapitre concerné pour les idées recettes.

RAPPEL

Compléments alimentaires* à prendre au petit déjeuner :

- 1 capsule de lubrifiant LUBRILAX
- 1 c.à.c de spiruline en poudre
- Zinc
- Silicium
- Ail noir frais

sauf contre-indications

DÉJEUNER

01 Riz brun ou orge ou millet ou épeautre avec sauce à l'oignon et aux légumes

02 Poisson ou coquillages (calamars, thon, palourdes, moules) assaisonnés d'ail, persil, d'huile d'olive vierge extra et de sel marin intégral

03 Brocolis cuits à la vapeur

04 Il castagnaccio Adamski

05 Lauretana ou toute autre eau avec un taux de résidu sec inférieur à 40 mg

Se référer au chapitre concerné pour les idées recettes.

RAPPEL

Compléments alimentaires* à prendre au goûter:

- Vitamines C naturelles de type acérola
- Cynorrhodon
- Magnésium
- Thé vert

DÎNER

MENU

01 Filets de perche et palourdes sautés au safran

02 Légumes grillés (courgettes, aubergines, trévise)

03 Lauretana ou toute autre eau avec un taux de résidu sec inférieur à 40 mg

04 1 capsule de lubrifiant LUBRILAX

JOUR 06

IL CASTAGNACCIO ADAMSKI
(3/4 PERSONNES)

Ingrédients: 300 g de farine de châtaigne - 350 à 400 ml d'eau Lauretana ou toute autre eau avec un taux de résidu sec inférieur à 40 mg - 80 g de pignons de pin - 80 g de cerneaux de noix - 80 g de gingembre frais râpé ou confit - 1 brin de romarin - 2 c.à.s de cassonade (facultatif) - 2 c.à.s d'huile d'olive extra vierge - sel de l'Himalaya.

- Préchauffez votre four à 180°C.

- Dans un récipient, mélangez la farine de châtaigne, l'eau, une pincée de sel, la cassonade et l'huile d'olive vierge extra. Travaillez jusqu'à l'obtention d'une pâte de bonne consistance.

- Versez la pâte dans un plat large et bas, bien enduit d'huile ou tapissé de papier sulfurisé.

- Ajoutez le gingembre frais râpé ou confit, les pignons de pin et les cerneaux de noix.

- Décorez d'un brin de romarin posé au centre du gâteau.

- Faites cuire au four à 180°C pendant 45 mn environ, jusqu'à formation d'une croûte.

FILETS DE PERCHE ET PALOURDES AU SAFRAN
(2/3 PERSONNES)

Ingrédients: 2 filets de perche par personne - 500 g de palourdes - 1 c.à.c de safran - ail - persil frais ciselé - huile d'olive vierge extra.

- Faites revenir les palourdes dans l'huile d'olive vierge extra et ajoutez safran, l'ail haché et le persil finement ciselé.

- Faites cuire les filets de perche à la vapeur.

- Ajoutez les filets de perche aux palourdes.

- Servez chaud.

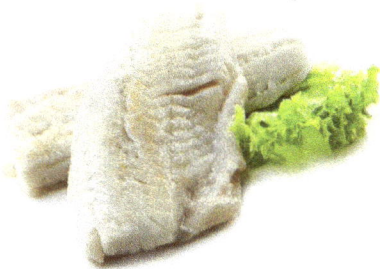

La perche est un poisson d'eau douce, apprécié pour sa chair ferme, savoureuse et peu calorique. Celle-ci renferme une source importante de protéines, de vitamines et de sels minéraux bénéfiques pour la santé. La perche s'intègre parfaitement dans une alimentation équilibrée en raison de sa faible teneur en lipides.

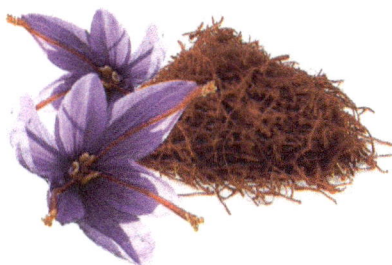

Le safran également appelé « or rouge » est une épice reconnue pour ses nombreuses vertus thérapeutiques depuis des siècles. Il permet de réguler le système digestif grâce à ses pigments et d'accélérer le métabolisme grâce à ses vitamines B.

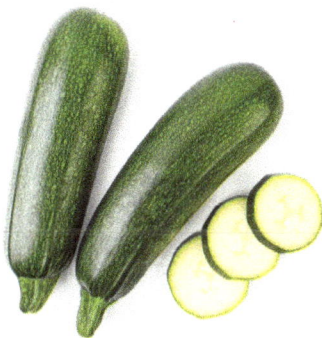

Les courgettes sont connues depuis l'Antiquité pour leurs propriétés drainantes et diurétiques.

ADAMSKI

07 JOUR

N'oubliez pas de prendre vos mesures !

MENU

Se référer au chapitre concerné pour les idées recettes.

RAPPEL

Compléments alimentaires* à prendre au petit déjeuner :

- 1 capsule de lubrifiant LUBRILAX
- 1 c.à.c de spiruline en poudre
- Zinc
- Silicium
- Ail noir frais

*sauf contre-indications

DÉJEUNER

01 Salade de tomates aux figues sèches, citron et herbes aromatiques

02 Rouleaux d'aubergine et de tomates au miel

03 Sorbet citron

04 Lauretana ou toute autre eau avec un taux de résidu sec inférieur à 40 mg

Se référer au chapitre concerné pour les idées recettes.

RAPPEL

Compléments alimentaires* à prendre au goûter:

- Vitamines C naturelles de type acérola
- Cynorrhodon
- Magnésium
- Thé vert

DÎNER

01 Soupe de potiron au yaourt

02 Rouleaux de poivrons aux pruneaux

03 Lauretana ou toute autre eau avec un taux de résidu sec inférieur à 40 mg

04 1 capsule de lubrifiant LUBRILAX

05 1 verre de vin rouge biodynamique

MENU

SALADE DE TOMATES AUX FIGUES SÈCHES, CITRON ET HERBES AROMATIQUES
(2/3 PERSONNES)

Ingrédients: 4 tomates - 2 figues séchées - huile d'olive vierge extra - jus de citron - herbes aromatiques.

- Coupez les tomates et les figues séchées en fines lamelles.
- Assaisonnez d'huile d'olive vierge extra, d'un filet de jus de citron et d'herbes aromatiques à votre convenance.

ROULEAUX D'AUBERGINE ET DE TOMATES AU MIEL
(2/3 PERSONNES)

Ingrédients: 1 aubergine - 4 tomates - miel.

- Coupez l'aubergine en tranches dans le sens de la longueur.
- Faites-les cuire à la vapeur pendant 20 min.
- Coupez les tomates.
- Enroulez les tranches d'aubergine autour des tomates coupées.
- Versez un peu de miel sur le dessus des rouleaux.
- A déguster tièdes ou froids.

SOUPE DE POTIRON AU YAOURT (2/3 PERSONNES)

Ingrédients: 1 potiron - 1 oignon - ½ yaourt - huile d'olive vierge extra.

- Coupez le potiron en dés.

- Faites revenir l'oignon émincé en lamelles avec un peu d'huile d'olive.

- Ajoutez les dés de potiron à l'oignon cuit puis recouvrir d'eau jusqu'à hauteur de la courge.

- Faites cuire 45 min à 1 h.

- Ajoutez ½ yaourt puis mixez.

ROULEAUX DE POIVRONS AUX PRUNEAUX (2/3 PERSONNES)

Ingrédients: 3 poivrons - 3 tomates - 1 oignon - 16 pruneaux entiers - 1 pincée de piment (facultatif) - 1 c.à.s d'huile d'olive vierge extra.

- Coupez les poivrons en lamelles.

- Coupez les tomates et les pruneaux en dés.

- Dans une casserole, faites revenir l'oignon dans l'huile d'olive et ajout. une pincée de piment.

- Ajoutez les lamelles de poivrons jusqu'à ce qu'elles soient cuites puis réservez-les.

- Dans la même casserole, faites cuire les tomates et les pruneaux.

- Garnissez les lamelles de poivrons de tomates et de pruneaux puis formez des rouleaux.

- Remettez les rouleaux dans la casserole, couvrez et laissez mijoter à feu doux 20 min.

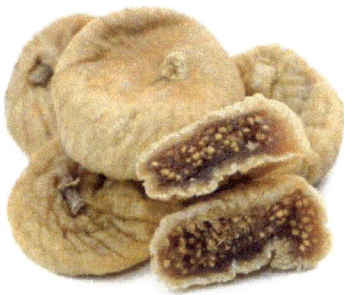

La figue séchée: Sucrée, moelleuse et croquante par endroits, la figue séchée, en plus d'être délicieuse, présente de nombreux bienfaits. Fruit au faible apport calorique et riche en fibres et antioxydants, la figue séchée est un véritable concentré d'énergie.

Sa forte teneur en fibres permet un bon transit intestinal mais attention toutefois à ne pas trop en consommer car elle pourrait avoir un effet laxatif.

ADAMSKI

JOUR 08

Se référer au chapitre concerné pour les idées recettes.

MENU

RAPPEL

Compléments alimentaires* à prendre au petit déjeuner :

- 1 capsule de lubrifiant LUBRILAX
- 1 c.à.c de spiruline en poudre
- Zinc
- Silicium
- Ail noir frais

sauf contre-indications

DÉJEUNER

01 Bresaola et roquette à l'huile d'olive vierge extra

02 Légumes cuits à la vapeur (plusieurs au choix: épinards, artichauts, brocolis, courgettes, petits pois) assaisonnés d'huile d'olive vierge extra et de sel marin intégral

03 Mousse au chocolat

04 Lauretana ou toute autre eau avec un taux de résidu sec inférieur à 40 mg

_____

MENU

GOÛTER

Se référer au chapitre concerné pour les idées recettes.

RAPPEL

Compléments alimentaires* à prendre au goûter:

- Vitamines C naturelles de type acérola
- Cynorrhodon
- Magnésium
- Thé vert

DÎNER

01 Flan de chou-fleur aux câpres ou à l'huile de coriandre

02 Cabillaud de l'Atlantique Nord à la polenta et au confit d'oignons rouges

03 Une poignée de pistaches non grillées et non salées

04 Lauretana ou toute autre eau avec un taux de résidu sec inférieur à 40 mg

05 1 capsule de lubrifiant LUBRILAX

_____

JOUR 08

FLAN DE CHOU-FLEUR AUX CÂPRES OU À L'HUILE DE CORIANDRE (2/3 PERSONNES)

Ingrédients: 1 chou-fleur - 4 oeufs - 25 cl de lait - sel - poivre - câpres - huile de coriandre

- Epluchez et lavez le chou-fleur.

- Coupez-le en morceaux puis faites-le cuire 10 min à la vapeur.

- Dans un saladier, mélangez les oeufs et le lait.

- Salez et poivrez.

- Répartissez le chou-fleur dans un plat allant au four et versez la préparation dessus.

- Faites cuire au four 30 min à 150°C.

- Servez avec un filet d'huile de coriandre ou des câpres.

MOUSSE AU CHOCOLAT (3/4 PERSONNES)

Ingrédients: 4 oeufs - 150 g de chocolat noir pâtissier.

- Séparez les blancs des jaunes d'oeufs.

- Faites fondre le chocolat dans une casserole au bain-marie.

- Battez les blancs en neige ferme.

- Laissez refroidir le chocolat fondu puis l'incorporer aux jaunes d'oeufs.

- Mélangez jusqu'à obtention d'une pâte lisse.

- Ajoutez délicatement les blancs en neige à l'aide d'une spatule.

- Versez dans une terrine ou des verrines.

- Mettre au frais 2h minimum avant de servir.

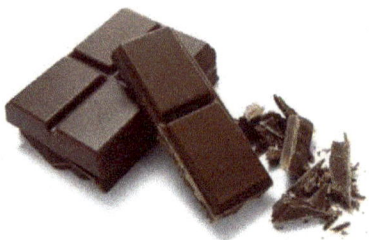

Le chocolat: Connu sous le nom de "Nourriture des Dieux", le chocolat est un concentré d'énergie.
Le chocolat protège le cœur et les artères grâce aux flavonoïdes qu'il contient. Il abaisse les risques de maladies cardiovasculaires et d'accidents vasculaires cérébraux (AVC). Ces antioxydants aident à maintenir la souplesse des artères et la dilatation des vaisseaux sanguins, abaissant ainsi la pression artérielle.
Le chocolat est également une arme anti-déprime grâce à la théobromine et au magnésium, substances présentes en grande quantité et qui stimulent et régulent le système nerveux. De cette manière, ils augmentent les effets des neurotransmetteurs tels que la sérotonine, considérée comme l'hormone du bien-être et connue pour son rôle sur le stress, l'anxiété et la dépression.

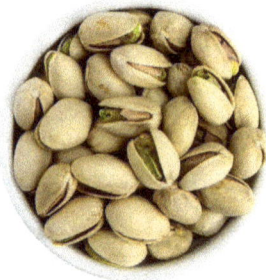

La pistache (non salée): Riche en antioxydants bons pour le cœur, ce petit oléagineux à coque est également riche en fibres alimentaires, idéales pour relancer en douceur les transits paresseux et booster l'activité bactérienne dans le côlon. La pistache renferme également deux composés antioxydants de la famille des caroténoïdes pour maintenir les yeux en pleine forme.

ADAMSKI

JOUR

09

MENU

PETIT DÉJEUNER

Se référer au chapitre concerné pour les idées recettes.

RAPPEL

Compléments alimentaires* à prendre au petit déjeuner :

- 1 capsule de lubrifiant LUBRILAX
- 1 c.à.c de spiruline en poudre
- Zinc
- Silicium
- Ail noir frais

*sauf contre-indications

DÉJEUNER

01 Salade de pois chiches et concombre à la coriandre

02 Oignons au vinaigre balsamique

03 Flan vanillé

04 Lauretana ou toute autre eau avec un taux de résidu sec inférieur à 40 mg

JOUR 09

GOÛTER

Se référer au chapitre concerné pour les idées recettes.

RAPPEL

Compléments alimentaires* à prendre au goûter:

- Vitamines C naturelles de type acérola
- Cynorrhodon
- Magnésium
- Thé vert

DÎNER

01 Calamar poêlé ou cuit à la vapeur

02 Velouté de chou-fleur

03 Une poignée de noix ou un morceau de chocolat noir

04 Lauretana ou toute autre eau avec un taux de résidu sec inférieur à 40 mg

05 1 capsule de lubrifiant LUBRILAX

MENU

JOUR 09

SALADE DE POIS CHICHES ET CONCOMBRE À LA CORIANDRE (2/3 PERSONNES)

RECETTES DU JOUR

Ingrédients: 1 boîte de pois chiches - 1 concombre - coriandre ciselée - vinaigre balsamique - huile d'olive vierge extra.

- Egouttez les pois chiches.

- Ajoutez le concombre coupé en petits dés.

- Saupoudrez de coriandre finement ciselée.

- Servez la salade accompagnée d'une vinaigrette à base d'huile d'oliv et de vinaigre balsamique.

OIGNONS AU VINAIGRE BALSAMIQUE (3/4 PERSONNES)

Ingrédients: 3 oignons rouges - 1 c.à.s de vinaigre balsamique - 1 c.à.s de sucre de coco.

- Epluchez et coupez les oignons rouges en lamelles.

- Faites cuire les lamelles dans une casserole.

- Dès que les oignons sont cuits, ajoutez le vinaigre balsamique et 1 c.à de sucre de coco.

JOUR 09

VELOUTÉ DE CHOU-FLEUR
(2/3 PERSONNES)

Ingrédients: 1 petit chou-fleur - 2 c.à.s de crème liquide - sel et poivre.

- Epluchez et lavez le chou-fleur.
- Coupez-le en morceaux et faites cuire à la vapeur durant 15 min.
- Mixez finement le chou-fleur puis ajoutez la crème liquide.
- Salez et poivrez à votre convenance.

FLAN VANILLÉ
(2/3 PERSONNES)

Ingrédients: 1 l de lait - 2 c.à.s de sucre de canne - 1 gousse de vanille - 6 oeufs.

- Faites bouillir le lait avec 2 c.à.s de sucre de canne et la gousse de vanille.
- Battez les œufs.
- Versez le lait bouilli sur les œufs tout en remuant.
- Versez le mélange dans une terrine ou des ramequins.
- Faites cuire au bain-marie, au four à 160°C pendant 25 min ou à la vapeur.

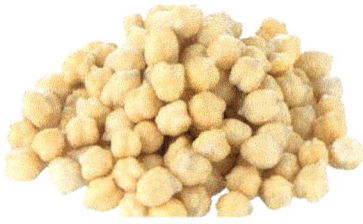

Le pois chiche est une légumineuse riche en protéines végétales et fibres alimentaires qui contribuent à favoriser la digestion et maintenir un bon transit au quotidien en association avec une alimentation variée et équilibrée. Il renferme principalement des fibres insolubles, qui aident à lutter et à prévenir la constipation. Également apprécié pour sa teneur réduite en matières grasses, le pois chiche augmente la sensation de satiété et a un impact sur la flore intestinale en favorisant la croissance et la multiplication des bonnes bactéries dans l'intestin.

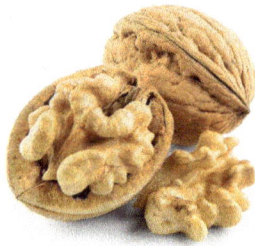

La noix: coupe-faim très sain, la noix est un oléagineux à coque riche en magnésium, en vitamines E et B ainsi qu'en fer, en calcium, en minéraux et en oligo-éléments. Antioxydant puissant grâce à ses fibres alimentaires, elle est particulièrement recommandée pour la digestion et indiquée pour traiter naturellement la constipation.

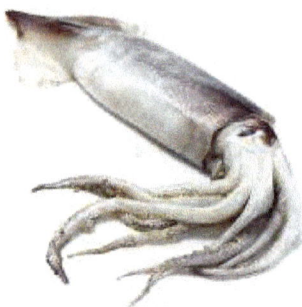

Le calamar: de la famille des céphalopodes et aussi appelé encornet, le calamar possède les mêmes qualités qu'un poisson maigre: il fournit presque autant de protéines tout en possédant très peu de lipides.
Riche en oméga-3 nécessaires au bon fonctionnement du corps aussi bien au niveau cérébral, hormonal que cellulaire, il est une source importante en minéraux dont le phosphore, utile pour des os et des dents solides.

ADAMSKI

10
JOUR

N'oubliez pas de prendre vos mesures !

PETIT DÉJEUNER

Se référer au chapitre concerné pour les idées recettes.

MENU

RAPPEL

Compléments alimentaires* à prendre au petit déjeuner :

- 1 capsule de lubrifiant LUBRILAX
- 1 c.à.c de spiruline en poudre
- Zinc
- Silicium
- Ail noir frais

*sauf contre-indications

DÉJEUNER

01 Œufs durs, au plat ou en omelette accompagnés d'asperges assaisonnées à l'huile d'olive vierge extra et au sel marin intégral

02 Une poignée d'amandes ou un morceau de chocolat noir

03 Lauretana ou toute autre eau avec un taux de résidu sec inférieur à 40 mg

04 1 verre de vin rouge biodynamique

JOUR 10

Se référer au chapitre concerné pour les idées recettes.

RAPPEL

Compléments alimentaires* à prendre au goûter:

- Vitamines C naturelles de type acérola
- Cynorrhodon
- Magnésium
- Thé vert

DÎNER

MENU

01 Lasagnes de poivrons et aubergines caramélisées au miel

02 Citrouille et poires au four

03 Lauretana ou toute autre eau avec un taux de résidu sec inférieur à 40 mg

04 1 capsule de lubrifiant LUBRILAX

_____

LASANGES DE POIVRONS ET AUBERGINES CARAMÉLISÉS AU MIEL (2/3 PERSONNES)

Ingrédients: 2 aubergines - 1 poivron - sauce tomates - feuilles de menthe ou basilic ciselées - miel.

- Coupez les aubergines et les poivrons en lamelles.

- Dans un plat à gratin, alternez les couches d'aubergines et de poivron

- Recouvrez chaque couche de sauce tomates et de menthe ou basilic frais ciselé.

- Badigeonner le dessus de miel.

- Faites cuire les lasagnes au four à 180°C pendant 40 min.

CITROUILLE ET POIRES AU FOUR (2/3 PERSONNES)

Ingrédients: 500 g Delica pumpkin ou Hokkaido - ½ oignon rouge - 2 poires Fresh Sage - cannelle en poudre - feuilles de sauge - sel de l'Himalaya - huile d'olive vierge extra.

- Couvrez une plaque à pâtisserie d'une feuille de papier sulfurisé humecté à l'eau et huilé à l'huile d'olive.

- Nettoyez soigneusement la citrouille et coupez-la en fines tranches pour former des demi-lunes.

- Veillez à garder sa peau et retirer les graines.

- Pelez les poires et coupez-les en quartiers fins.

- Ajoutez ½ oignon rouge émincé ou en quartiers.

- Saupoudrez de feuilles de sauge, d'une pincée de sel et de cannelle e poudre et d'un filet d'huile d'olive extra vierge.

- Cuire au four à 180°C durant 30 à 40 min environ (la peau de la citrouille doit être souple).

- Vous pouvez accompagner cette recette d'une vinaigrette au miel.

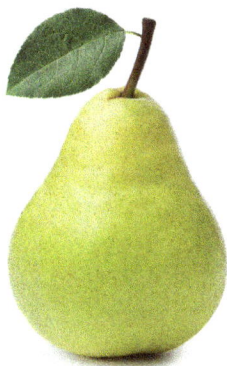

La poire: constituée d'environ 85% d'eau, la poire est une amie des régimes alimentaires. Elle permet de limiter l'absorption des graisses et de réduire les lipides sanguins, néfastes pour le système cardio-vasculaire mais elle est aussi réputée pour son action sur la régulation du transit intestinal du fait de sa teneur élevée en fibres alimentaires. A noter: la peau de la poire contient plus de fibres que sa chair!

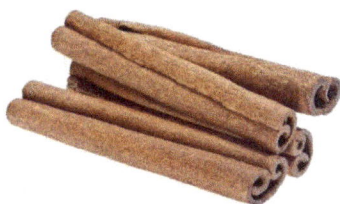

La cannelle: avec son parfum envoûtant, c'est sûrement une des épices les plus connues au monde. Connue depuis l'Antiquité pour ses effets bénéfiques sur l'organisme, principalement l'effet de son écorce, la cannelle possède des propriétés anti-inflammatoires, antibactériennes, anti-virus, anti-parasitaires et antiseptiques. C'est un aliment qui permet de prévenir et même de soigner les infections et inflammations de la flore intestinale. Ainsi, elle est idéale pour calmer les brûlures d'estomac, lutter contre les problèmes de digestion et les maux intestinaux tels que les ballonnements, diarrhée, indigestions, nausées, vomissements etc.).

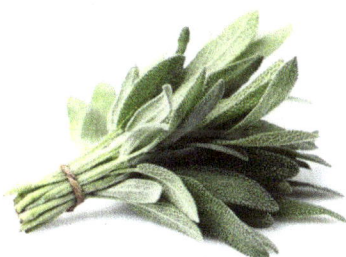

La sauge: provenant des pourtours de la Méditerranée, la sauge tire son nom du mot latin "salvia", autrement dit "qui sauve". Plante aromatique par excellence pour traiter les troubles digestifs fonctionnels et soulager les crampes et les ballonnements, la sauge contient des antioxydants et de l'acide rosmarinique qui contribuent à son action neuroprotectrice, antiseptique et anti-inflammatoire et aident également à renforcer les défenses de l'organisme.

ADAMSKI

JOUR 11

PETIT DÉJEUNER

Se référer au chapitre concerné pour les idées recettes.

RAPPEL

Compléments alimentaires* à prendre au petit déjeuner :

- 1 capsule de lubrifiant LUBRILAX
- 1 c.à.c de spiruline en poudre
- Zinc
- Silicium
- Ail noir frais

*sauf contre-indications

MENU

DÉJEUNER

01 Filet de cabillaud cuit à la vapeur

02 Légumes cuits à la vapeur (plusieurs au choix: épinards, artichauts, brocolis, courgettes, petits pois) assaisonnés d'huile d'olive vierge extra et de sel marin intégral

03 Crème caramel

04 Lauretana ou toute autre eau avec un taux de résidu sec inférieur à 40 mg

MENU

GOÛTER

Se référer au chapitre concerné pour les idées recettes.

Compléments alimentaires* à prendre au goûter:

- Vitamines C naturelles de type acérola
- Cynorrhodon
- Magnésium
- Thé vert

RAPPEL

DÎNER

01 Guacamole (sans citron)

02 Soupe de légumes

03 Fromage de chèvre frais

04 Lauretana ou toute autre eau avec un taux de résidu sec inférieur à 40 mg

05 1 capsule de lubrifiant LUBRILAX

JOUR 11

GUACAMOLE (SANS CITRON)

Ingrédients: 4 avocats mûrs - 1 petit oignon doux - 3 c.à.s. de vinaigre balsamique - sel et poivre (à votre convenance) - coriandre ou menthe fraîche ciselée.

- Pelez et dénoyautez les avocats.

- Écrasez l'avocat à l'aide d'une fourchette ou d'un presse-purée.

- Pelez et émincez finement l'oignon.

- Ajoutez le vinaigre balsamique et mélangez.

- Ajoutez au choix de la coriandre ou de la menthe fraîche ciselée.

- Salez et poivrez à votre convenance.

Astuce : laissez le noyau d'avocat dans le guacamole pour le conserver plus longtemps !

CRÈME CARAMEL (2/3 PERSONNES)

Ingrédients: 1 l de lait - 3 c.à.s de sucre de canne - 1 gousse de vanille - 6 oeufs - 2 c.à.s d'eau Lauretana ou toute autre eau avec un taux de résidus sec inférieur à 40 mg.

- Faites bouillir le lait avec 2 c.à.s de sucre de canne et la gousse de vanille.

- Battez les œufs.

- Versez le lait bouilli sur les œufs tout en remuant.

- Pour la réalisation du caramel, faites fondre 1 c.à.s de sucre de canne dans 2 c.à.s d'eau Lauretana au bain-marie.

- Versez le caramel liquide puis l'appareil dans une terrine ou des ramequins.

- Faites cuire au bain-marie, au four à 160°C pendant 25 min ou à la vapeur.

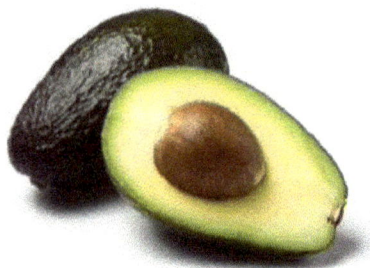

L'avocat: Avec ses 322 calories et 29 grammes de matière grasse, l'avocat reste 10 à 20 fois plus gras que n'importe quel autre produit de la même catégorie nutritionnelle, pourtant cet aliment très nutritif ne doit pas être oublié dans le cadre d'une alimentation équilibrée. Son atout se cache dans les acides gras mono-insaturés qu'il contient. En effet, ces acides réduisent le taux de cholestérol, apaisent la sensation de faim, aident à la régulation du transit intestinal et la digestion et permettent de réduire la graisse au niveau du ventre. Riche en lutéine et dont la pulpe favorise la formation de collagène, l'avocat est également recommandé pour lutter contre certaines maladies oculaires et produire un effet lissant et rajeunissant sur la peau.

L'avocat peut-être consommé sous forme de smoothie, mixé avec du lait d'amande.

JOUR 12

MENU

PETIT DÉJEUNER

Se référer au chapitre concerné pour les idées recettes.

RAPPEL

Compléments alimentaires* à prendre au petit déjeuner :

- 1 capsule de lubrifiant LUBRILAX
- 1 c.à.c de spiruline en poudre
- Zinc
- Silicium
- Ail noir frais

*sauf contre-indications

DÉJEUNER

01 Salade d'endives

02 Fusilli aux lardons et artichauts revenus au vinaigre balsamique

03 Une poignée de pistaches ou amandes non salées

04 Lauretana ou toute autre eau avec un taux de résidu sec inférieur à 40 mg

---

JOUR 12

GOÛTER

Se référer au chapitre concerné pour les idées recettes.

RAPPEL

Compléments alimentaires* à prendre au goûter:

- Vitamines C naturelles de type acérola
- Cynorrhodon
- Magnésium
- Thé vert

DÎNER

01 Filet de poisson bleu et moules au safran

02 Légumes grillés (courgettes, aubergines, trévise)

03 Lauretana ou toute autre eau avec un taux de résidu sec inférieur à 40 mg

04 1 capsule de lubrifiant LUBRILAX

05 1 verre de vin rouge biodynamique

MENU

JOUR 12

FUSILLI AUX LARDONS ET ARTICHAUT REVENUS AU VINAIGRE BALSAMIQUE
(2/3 PERSONNES)

Ingrédients: 250 g de fusilli – 10 lardons – 1 cœur d'artichaut – 1 c.à.s d vinaigre balsamique – 2 c.à.s d'huile d'olive vierge extra.

- Faites cuire les fusilli "al dente" dans de l'eau bouillante.

- Dans une poêle, faites revenir les lardons et le cœur d'artichaut avec un filet d'huile d'olive et un peu de vinaigre balsamique.

- Egouttez les fusilli puis mélangez-les aux lardons et à l'artichaut dans poêle.

- Servez chaud.

FILETS DE POISSON BLEU ET MOULES AU SAFRAN
(2/3 PERSONNES)

Ingrédients: 2 filets de maquereau ou sardine par personne – 500 g de moules – 1 c.à.c de safran – ail – persil frais ciselé – huile d'olive vierge extra.

- Faites revenir les moules dans l'huile d'olive vierge extra et ajoutez le safran, l'ail haché et le persil finement ciselé.

- Faites cuire les filets de amaquereau ou de sardine à la vapeur.

- Ajoutez les filets de poisson aux moules.

- Servez chaud.

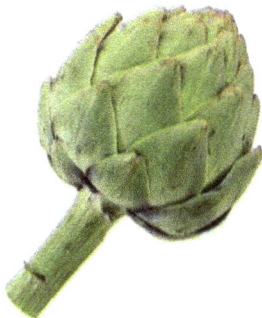

L'artichaut: De la famille des Composées, l'artichaut est une plante potagère originaire du bassin méditerranéen, cultivée pour ses capitules. Ces capitules cachent un fond tendre et épais recouvert de foin. Ses feuilles renferment de la cynarine, une substance dotée d'une petite saveur astringente aux fonctions dépuratives, idéales pour stimuler le foie et la vésicule biliaire mais aussi diurétiques pour éliminer les toxines de l'organisme.

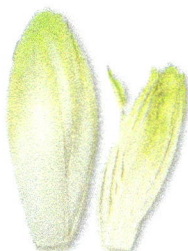

L'endive: originaire de la Belgique et du Nord de la France et aussi connue sous le nom de Chicorée ou Chicon, l'endive est un légume-feuille peu calorique et gorgé de nutriments. Idéale pour les intestins paresseux, elle permet d'améliorer le transit intestinal et la digestion grâce à sa richesse en fibres, de diminuer le mauvais cholestérol mais aussi d'éliminer toutes les toxines de l'organisme. Composée à 95% d'eau, c'est un excellent diurétique.

JOUR 13

Se référer au chapitre concerné pour les idées recettes.

MENU

RAPPEL

Compléments alimentaires* à prendre au petit déjeuner :

- 1 capsule de lubrifiant LUBRILAX
- 1 c.à.c de spiruline en poudre
- Zinc
- Silicium
- Ail noir frais

*sauf contre-indications

DÉJEUNER

01 Carpaccio de boeuf

02 Risotto aux poireaux

03 Lauretana ou toute autre eau avec un taux de résidu sec inférieur à 40 mg

MENU

Se référer au chapitre concerné pour les idées recettes.

RAPPEL

Compléments alimentaires* à prendre au goûter:

- Vitamines C naturelles de type acérola
- Cynorrhodon
- Magnésium
- Thé vert

DÎNER

01 Crudités : céleri, carottes et fenouil

02 Truite au four

03 Une poignée de noix ou de noisettes

04 Lauretana ou toute autre eau avec un taux de résidu sec inférieur à 40 mg

05 1 capsule de lubrifiant LUBRILAX

JOUR 13

CARPACCIO DE BOEUF
(2 PERSONNES)

Ingrédients: 200 g de bœuf coupé en fines tranches - coriandre - - ciboulette ou roquette - huile d'olive vierge extra.

- Etalez les fines tranches de boeuf sur un plat.

- Versez l'huile d'olive sur la viande.

- Ajoutez la coriandre ciselée.

- Laissez mariner au moins 2 heures.

- Au moment de servir, ajoutez de la ciboulette finement ciselée ou des feuilles de roquette.

RISOTTO AUX POIRAUX
(2/3 PERSONNES)

Ingrédients: 200 g de riz complet - 2 poireaux - huile d'olive vierge extra - sel marin intégral.

- Dans une casserole, plongez le riz complet dans 500 ml d'eau et laissez-le cuire de 40 à 60 mn à partir de l'ébullition.

- Dans une autre casserole, versez 2 c.à.s d'huile d'olive vierge extra puis ajoutez les poireaux finement hachés.

- Salez et faites-les revenir 3 ou 4 min à feu vif. Les poireaux doivent être fondants.

- Une fois le riz cuit et égoutté, ajoutez les poireaux.

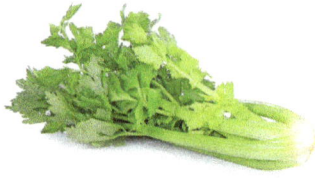

Le céleri est très peu calorique, mais c'est aussi un diurétique naturel qui possède de nombreuses qualités nutritionnelles. Il est riche en vitamines A, B1, B2, B6 et B9, en vitamine C, en calcium, en potassium, en magnésium, en fer, en phosphore... Riche en eau et en fibres, il favorise la production d'acide chlorhydrique dans l'estomac qui permet une meilleure digestion des aliments et qui est garant d'un système digestif non acide. C'est un prébiotique naturel qui vient nourrir la flore intestinale et permet de lutter contre les ballonnements et la constipation mais également un diurétique naturel et un draineur des reins très efficace qui détoxifie l'organisme.

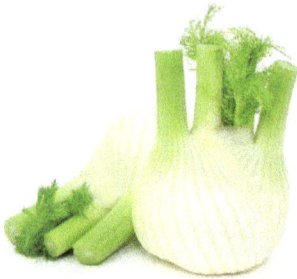

Le fenouil est riche en antioxydants qui protègent les cellules du corps des radicaux libres, impliqués dans le développement des maladies cardiovasculaires et d'autres maladies liées au vieillissement, le fenouil, à la saveur légèrement anisée, est aussi un allié de choix en période de perte de poids. Peu calorique grâce à sa richesse en eau et sa faible teneur en lipides, il est aussi source de fibres qui permettent de lutter contre l'aérophagie et les maux d'estomac.

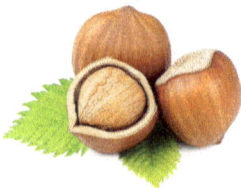

La noisette: fruit du noisetier et appartenant à la famille des oléagineux à coque, la noisette a divers bienfaits sur la santé. Aliment nutritif de qualité, elle est très riche en fibres, en manganèse, en cuivre et en vitamine E. Elle apporte également du fer, du magnésium, du phosphore, du zinc et des vitamines B1 et B6. Un super aliment qui contient une quantité élevée d'acides gras mono insaturés qui permettent de faire baisser le mauvais cholestérol. Source de fibres, la noisette participe également au bon fonctionnement du transit intestinal.

ADAMSKI

14 JOUR

N'oubliez pas de prendre vos mesures...
et constatez le résultat !

MENU

Se référer au chapitre concerné pour les idées recettes.

RAPPEL

Compléments alimentaires* à prendre au petit déjeuner :

- 1 capsule de lubrifiant LUBRILAX
- 1 c.à.c de spiruline en poudre
- Zinc
- Silicium
- Ail noir frais

sauf contre-indications

DÉJEUNER

01 Chips de citrouille au miel

02 Pommes au four à la cannelle

03 Sorbet fraise ou framboise

04 Lauretana ou toute autre eau avec un taux de résidu sec inférieur à 40 mg

Se référer au chapitre concerné pour les idées recettes.

RAPPEL

Compléments alimentaires* à prendre au goûter:

- Vitamines C naturelles de type acérola
- Cynorrhodon
- Magnésium
- Thé vert

DÎNER

MENU

01 Poivrons rouges nappés de chocolat noir

02 Rouleaux de poivrons aux pruneaux

03 Lauretana ou toute autre eau avec un taux de résidu sec inférieur à 40 mg

04 1 capsule de lubrifiant LUBRILAX

JOUR 14

CHIPS DE CITROUILLE AU MIEL

Ingrédients: citrouille - huile d'olive vierge extra - miel.

- Préchauffez votre four à 180°C.

- Coupez des tranches de citrouille aussi fines que possible.

- Badigeonnez-les d'huile d'olive vierge extra.

- Faire cuire au four à 180°C pendant 25 min environ.

- Servez les chips de citrouille accompagnées d'un bol de miel.

POIVRONS ROUGES NAPPÉS DE CHOCOLAT NOIR
(2 PERSONNES)

Ingrédients: 3 poivrons rouges - 50 g de chocolat noir pâtissier - 1 c.à.s d'huile d'olive vierge extra.

- Préchauffez votre four à 135°C pendant 10 min.

- Lavez et coupez les poivrons dans le sens de la longueur.

- Épépinez-les.

- Dans un plat allant au four, positionnez les lamelles de poivrons puis ajoutez 1 c.à.s d'huile d'olive vierge extra.

- Faites cuire les poivrons au four à 180°C pendant 35 min.

- Sortez les poivrons du four puis les peler.

- Dans une casserole, faites fondre le chocolat avec 1 c.à.s d'eau minérale.

- Versez le chocolat sur les poivrons puis servez avec l'eau minérale lauretana.

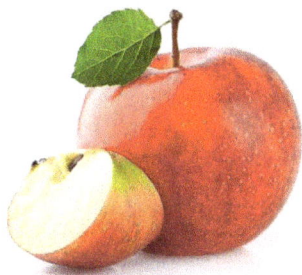

La pomme: véritable concentré d'énergie, les vertus de la pomme sont nombreuses. Si elle est bonne pour le cœur, le renforcement du système immunitaire, le sommeil et la santé de la peau et des dents, la pomme aide à combattre le mauvais cholestérol et améliore la digestion et la régulation du transit. Riche en fibres solubles et insolubles, elle stimule l'action des bonnes bactéries du côlon. Mais sa particularité tient aussi à sa haute teneur en pectine. Cette fibre soluble forme un gel visqueux qui a deux actions principales: absorber une partie des graisses pour les éliminer et modérer leur assimilation mais aussi ralentir l'absorption des glucides..2 bonnes raisons de la consommer!

ADAMSKI

OBJECTIF ATTEINT!

Félicitations pour votre rigueur.

Profitez désormais de cette sensation de bien-être

et de légèreté retrouvée en continuant de prendre soin

de votre transit.

A très bientôt pour d'autres objectifs!

Milton Keynes UK
Ingram Content Group UK Ltd.
UKHW050848201123
432900UK00007B/91